# Dieser Blutdruck-Pass gehört:

Nachname:

Vorname:

Geburtsdatum:

Straße/Hausnr.:

PLZ/Ort

Telefon:

Mobil:

E-Mail:

Blutgruppe:

Medikamente:

Dieser Blutdruck-Pass dient dazu, Ihre täglichen Messwerte aufzuschreiben um so eine Kontrolle über Ihren Blutdruck und Gesundheitsstand zu haben.

**Wichtig ist, das Sie Ihren Blutdruck mehrmals am Tag messen, da dieser im Tagesverlauf schwankt.**
Die Tabelle zum ausfüllen ist selbsterklärend. Nachfolgend eine Tabelle die einen normalen sowie erhöhten Blutdruck aufzeigt:

| | |
|---|---|
| **Normaler Blutdruck** | Systolisch unter 140 mmHg und Diastolisch unter 90 mmHg |
| **Erhöhter Blutdruck** | Systolisch über 140 mmHg und Diastolisch über 90 mmHg |

# Blutdruck-Pass

| Nr. | Datum | Uhrzeit | Oberwert/ Systole | Unterwert/ Diastole | Puls/min |
|---|---|---|---|---|---|
| | | | mmHg | mmHg | |
| | | | mmHg | mmHg | |
| | | | mmHg | mmHg | |
| | | | mmHg | mmHg | |
| | | | mmHg | mmHg | |
| | | | mmHg | mmHg | |
| | | | mmHg | mmHg | |
| | | | mmHg | mmHg | |
| | | | mmHg | mmHg | |
| | | | mmHg | mmHg | |

## Notizen / Besonderheiten

# Blutdruck-Pass

| Nr. | Datum | Uhrzeit | Oberwert/ Systole | Unterwert/ Diastole | Puls/min |
|-----|-------|---------|-------------------|---------------------|----------|
|     |       |         | mmHg              | mmHg                |          |
|     |       |         | mmHg              | mmHg                |          |
|     |       |         | mmHg              | mmHg                |          |
|     |       |         | mmHg              | mmHg                |          |
|     |       |         | mmHg              | mmHg                |          |
|     |       |         | mmHg              | mmHg                |          |
|     |       |         | mmHg              | mmHg                |          |
|     |       |         | mmHg              | mmHg                |          |
|     |       |         | mmHg              | mmHg                |          |
|     |       |         | mmHg              | mmHg                |          |

## Notizen / Besonderheiten

_____

_____

_____

_____

_____

# Blutdruck-Pass

| Nr. | Datum | Uhrzeit | Oberwert/ Systole | Unterwert/ Diastole | Puls/min |
|---|---|---|---|---|---|
| | | | mmHg | mmHg | |
| | | | mmHg | mmHg | |
| | | | mmHg | mmHg | |
| | | | mmHg | mmHg | |
| | | | mmHg | mmHg | |
| | | | mmHg | mmHg | |
| | | | mmHg | mmHg | |
| | | | mmHg | mmHg | |
| | | | mmHg | mmHg | |
| | | | mmHg | mmHg | |

## Notizen / Besonderheiten

_____

_____

_____

_____

_____

# Blutdruck-Pass

| Nr. | Datum | Uhrzeit | Oberwert/ Systole | Unterwert/ Diastole | Puls/min |
|---|---|---|---|---|---|
|  |  |  | mmHg | mmHg |  |
|  |  |  | mmHg | mmHg |  |
|  |  |  | mmHg | mmHg |  |
|  |  |  | mmHg | mmHg |  |
|  |  |  | mmHg | mmHg |  |
|  |  |  | mmHg | mmHg |  |
|  |  |  | mmHg | mmHg |  |
|  |  |  | mmHg | mmHg |  |
|  |  |  | mmHg | mmHg |  |
|  |  |  | mmHg | mmHg |  |

## Notizen / Besonderheiten

# Blutdruck-Pass

| Nr. | Datum | Uhrzeit | Oberwert/ Systole | Unterwert/ Diastole | Puls/min |
|-----|-------|---------|-------------------|---------------------|----------|
|     |       |         | mmHg              | mmHg                |          |
|     |       |         | mmHg              | mmHg                |          |
|     |       |         | mmHg              | mmHg                |          |
|     |       |         | mmHg              | mmHg                |          |
|     |       |         | mmHg              | mmHg                |          |
|     |       |         | mmHg              | mmHg                |          |
|     |       |         | mmHg              | mmHg                |          |
|     |       |         | mmHg              | mmHg                |          |
|     |       |         | mmHg              | mmHg                |          |
|     |       |         | mmHg              | mmHg                |          |

## Notizen / Besonderheiten

_____

_____

_____

_____

_____

# Blutdruck-Pass

| Nr. | Datum | Uhrzeit | Oberwert/ Systole | Unterwert/ Diastole | Puls/min |
|-----|-------|---------|-------------------|---------------------|----------|
|     |       |         | mmHg              | mmHg                |          |
|     |       |         | mmHg              | mmHg                |          |
|     |       |         | mmHg              | mmHg                |          |
|     |       |         | mmHg              | mmHg                |          |
|     |       |         | mmHg              | mmHg                |          |
|     |       |         | mmHg              | mmHg                |          |
|     |       |         | mmHg              | mmHg                |          |
|     |       |         | mmHg              | mmHg                |          |
|     |       |         | mmHg              | mmHg                |          |
|     |       |         | mmHg              | mmHg                |          |

## Notizen / Besonderheiten

_____

_____

_____

_____

_____

# Blutdruck-Pass

| Nr. | Datum | Uhrzeit | Oberwert/ Systole | Unterwert/ Diastole | Puls/min |
|-----|-------|---------|-------------------|---------------------|----------|
|     |       |         | mmHg              | mmHg                |          |
|     |       |         | mmHg              | mmHg                |          |
|     |       |         | mmHg              | mmHg                |          |
|     |       |         | mmHg              | mmHg                |          |
|     |       |         | mmHg              | mmHg                |          |
|     |       |         | mmHg              | mmHg                |          |
|     |       |         | mmHg              | mmHg                |          |
|     |       |         | mmHg              | mmHg                |          |
|     |       |         | mmHg              | mmHg                |          |
|     |       |         | mmHg              | mmHg                |          |

## Notizen / Besonderheiten

_____

_____

_____

_____

_____

# Blutdruck-Pass

| Nr. | Datum | Uhrzeit | Oberwert/ Systole | Unterwert/ Diastole | Puls/min |
|-----|-------|---------|-------------------|---------------------|----------|
|     |       |         | mmHg              | mmHg                |          |
|     |       |         | mmHg              | mmHg                |          |
|     |       |         | mmHg              | mmHg                |          |
|     |       |         | mmHg              | mmHg                |          |
|     |       |         | mmHg              | mmHg                |          |
|     |       |         | mmHg              | mmHg                |          |
|     |       |         | mmHg              | mmHg                |          |
|     |       |         | mmHg              | mmHg                |          |
|     |       |         | mmHg              | mmHg                |          |
|     |       |         | mmHg              | mmHg                |          |

## Notizen / Besonderheiten

_____

_____

_____

_____

_____

# Blutdruck-Pass

| Nr. | Datum | Uhrzeit | Oberwert/ Systole | Unterwert/ Diastole | Puls/min |
|-----|-------|---------|-------------------|---------------------|----------|
|     |       |         | mmHg              | mmHg                |          |
|     |       |         | mmHg              | mmHg                |          |
|     |       |         | mmHg              | mmHg                |          |
|     |       |         | mmHg              | mmHg                |          |
|     |       |         | mmHg              | mmHg                |          |
|     |       |         | mmHg              | mmHg                |          |
|     |       |         | mmHg              | mmHg                |          |
|     |       |         | mmHg              | mmHg                |          |
|     |       |         | mmHg              | mmHg                |          |
|     |       |         | mmHg              | mmHg                |          |

## Notizen / Besonderheiten

_____

_____

_____

_____

_____

# Blutdruck-Pass

| Nr. | Datum | Uhrzeit | Oberwert/ Systole | Unterwert/ Diastole | Puls/min |
|-----|-------|---------|-------------------|---------------------|----------|
|  |  |  | mmHg | mmHg |  |
|  |  |  | mmHg | mmHg |  |
|  |  |  | mmHg | mmHg |  |
|  |  |  | mmHg | mmHg |  |
|  |  |  | mmHg | mmHg |  |
|  |  |  | mmHg | mmHg |  |
|  |  |  | mmHg | mmHg |  |
|  |  |  | mmHg | mmHg |  |
|  |  |  | mmHg | mmHg |  |
|  |  |  | mmHg | mmHg |  |

## Notizen / Besonderheiten

_____

_____

_____

_____

_____

# Blutdruck-Pass

| Nr. | Datum | Uhrzeit | Oberwert/ Systole | Unterwert/ Diastole | Puls/min |
|-----|-------|---------|-------------------|---------------------|----------|
|     |       |         | mmHg              | mmHg                |          |
|     |       |         | mmHg              | mmHg                |          |
|     |       |         | mmHg              | mmHg                |          |
|     |       |         | mmHg              | mmHg                |          |
|     |       |         | mmHg              | mmHg                |          |
|     |       |         | mmHg              | mmHg                |          |
|     |       |         | mmHg              | mmHg                |          |
|     |       |         | mmHg              | mmHg                |          |
|     |       |         | mmHg              | mmHg                |          |
|     |       |         | mmHg              | mmHg                |          |

## Notizen / Besonderheiten

_____

_____

_____

_____

_____

# Blutdruck-Pass

| Nr. | Datum | Uhrzeit | Oberwert/ Systole | Unterwert/ Diastole | Puls/min |
|-----|-------|---------|-------------------|---------------------|----------|
|     |       |         | mmHg              | mmHg                |          |
|     |       |         | mmHg              | mmHg                |          |
|     |       |         | mmHg              | mmHg                |          |
|     |       |         | mmHg              | mmHg                |          |
|     |       |         | mmHg              | mmHg                |          |
|     |       |         | mmHg              | mmHg                |          |
|     |       |         | mmHg              | mmHg                |          |
|     |       |         | mmHg              | mmHg                |          |
|     |       |         | mmHg              | mmHg                |          |
|     |       |         | mmHg              | mmHg                |          |

## Notizen / Besonderheiten

_____

_____

_____

_____

_____

# Blutdruck-Pass

| Nr. | Datum | Uhrzeit | Oberwert/ Systole | Unterwert/ Diastole | Puls/min |
|---|---|---|---|---|---|
| | | | mmHg | mmHg | |
| | | | mmHg | mmHg | |
| | | | mmHg | mmHg | |
| | | | mmHg | mmHg | |
| | | | mmHg | mmHg | |
| | | | mmHg | mmHg | |
| | | | mmHg | mmHg | |
| | | | mmHg | mmHg | |
| | | | mmHg | mmHg | |
| | | | mmHg | mmHg | |

## Notizen / Besonderheiten

_____

_____

_____

_____

_____

# Blutdruck-Pass

| Nr. | Datum | Uhrzeit | Oberwert/ Systole | Unterwert/ Diastole | Puls/min |
|-----|-------|---------|-------------------|---------------------|----------|
|     |       |         | mmHg | mmHg |  |
|     |       |         | mmHg | mmHg |  |
|     |       |         | mmHg | mmHg |  |
|     |       |         | mmHg | mmHg |  |
|     |       |         | mmHg | mmHg |  |
|     |       |         | mmHg | mmHg |  |
|     |       |         | mmHg | mmHg |  |
|     |       |         | mmHg | mmHg |  |
|     |       |         | mmHg | mmHg |  |
|     |       |         | mmHg | mmHg |  |

## Notizen / Besonderheiten

_____

_____

_____

_____

_____

# Blutdruck-Pass

| Nr. | Datum | Uhrzeit | Oberwert/ Systole | Unterwert/ Diastole | Puls/min |
|-----|-------|---------|-------------------|---------------------|----------|
|     |       |         | mmHg              | mmHg                |          |
|     |       |         | mmHg              | mmHg                |          |
|     |       |         | mmHg              | mmHg                |          |
|     |       |         | mmHg              | mmHg                |          |
|     |       |         | mmHg              | mmHg                |          |
|     |       |         | mmHg              | mmHg                |          |
|     |       |         | mmHg              | mmHg                |          |
|     |       |         | mmHg              | mmHg                |          |
|     |       |         | mmHg              | mmHg                |          |
|     |       |         | mmHg              | mmHg                |          |

## Notizen / Besonderheiten

_____

_____

_____

_____

_____

# Blutdruck-Pass

| Nr. | Datum | Uhrzeit | Oberwert/ Systole | Unterwert/ Diastole | Puls/min |
|-----|-------|---------|-------------------|---------------------|----------|
|     |       |         | mmHg              | mmHg                |          |
|     |       |         | mmHg              | mmHg                |          |
|     |       |         | mmHg              | mmHg                |          |
|     |       |         | mmHg              | mmHg                |          |
|     |       |         | mmHg              | mmHg                |          |
|     |       |         | mmHg              | mmHg                |          |
|     |       |         | mmHg              | mmHg                |          |
|     |       |         | mmHg              | mmHg                |          |
|     |       |         | mmHg              | mmHg                |          |
|     |       |         | mmHg              | mmHg                |          |

## Notizen / Besonderheiten

_____

_____

_____

_____

_____

# Blutdruck-Pass

| Nr. | Datum | Uhrzeit | Oberwert/ Systole | Unterwert/ Diastole | Puls/min |
|-----|-------|---------|-------------------|---------------------|----------|
|     |       |         | mmHg              | mmHg                |          |
|     |       |         | mmHg              | mmHg                |          |
|     |       |         | mmHg              | mmHg                |          |
|     |       |         | mmHg              | mmHg                |          |
|     |       |         | mmHg              | mmHg                |          |
|     |       |         | mmHg              | mmHg                |          |
|     |       |         | mmHg              | mmHg                |          |
|     |       |         | mmHg              | mmHg                |          |
|     |       |         | mmHg              | mmHg                |          |
|     |       |         | mmHg              | mmHg                |          |

## Notizen / Besonderheiten

# Blutdruck-Pass

| Nr. | Datum | Uhrzeit | Oberwert/ Systole | Unterwert/ Diastole | Puls/min |
|-----|-------|---------|-------------------|---------------------|----------|
|     |       |         | mmHg              | mmHg                |          |
|     |       |         | mmHg              | mmHg                |          |
|     |       |         | mmHg              | mmHg                |          |
|     |       |         | mmHg              | mmHg                |          |
|     |       |         | mmHg              | mmHg                |          |
|     |       |         | mmHg              | mmHg                |          |
|     |       |         | mmHg              | mmHg                |          |
|     |       |         | mmHg              | mmHg                |          |
|     |       |         | mmHg              | mmHg                |          |
|     |       |         | mmHg              | mmHg                |          |

## Notizen / Besonderheiten

_____

_____

_____

_____

_____

# Blutdruck-Pass

| Nr. | Datum | Uhrzeit | Oberwert/ Systole | Unterwert/ Diastole | Puls/min |
|-----|-------|---------|-------------------|---------------------|----------|
|     |       |         | mmHg              | mmHg                |          |
|     |       |         | mmHg              | mmHg                |          |
|     |       |         | mmHg              | mmHg                |          |
|     |       |         | mmHg              | mmHg                |          |
|     |       |         | mmHg              | mmHg                |          |
|     |       |         | mmHg              | mmHg                |          |
|     |       |         | mmHg              | mmHg                |          |
|     |       |         | mmHg              | mmHg                |          |
|     |       |         | mmHg              | mmHg                |          |
|     |       |         | mmHg              | mmHg                |          |

## Notizen / Besonderheiten

_____

_____

_____

_____

_____

# Blutdruck-Pass

| Nr. | Datum | Uhrzeit | Oberwert/ Systole | Unterwert/ Diastole | Puls/min |
|-----|-------|---------|-------------------|---------------------|----------|
|     |       |         | mmHg              | mmHg                |          |
|     |       |         | mmHg              | mmHg                |          |
|     |       |         | mmHg              | mmHg                |          |
|     |       |         | mmHg              | mmHg                |          |
|     |       |         | mmHg              | mmHg                |          |
|     |       |         | mmHg              | mmHg                |          |
|     |       |         | mmHg              | mmHg                |          |
|     |       |         | mmHg              | mmHg                |          |
|     |       |         | mmHg              | mmHg                |          |
|     |       |         | mmHg              | mmHg                |          |

## Notizen / Besonderheiten

_____

_____

_____

_____

_____

# Blutdruck-Pass

| Nr. | Datum | Uhrzeit | Oberwert/ Systole | Unterwert/ Diastole | Puls/min |
|-----|-------|---------|-------------------|---------------------|----------|
|     |       |         | mmHg              | mmHg                |          |
|     |       |         | mmHg              | mmHg                |          |
|     |       |         | mmHg              | mmHg                |          |
|     |       |         | mmHg              | mmHg                |          |
|     |       |         | mmHg              | mmHg                |          |
|     |       |         | mmHg              | mmHg                |          |
|     |       |         | mmHg              | mmHg                |          |
|     |       |         | mmHg              | mmHg                |          |
|     |       |         | mmHg              | mmHg                |          |
|     |       |         | mmHg              | mmHg                |          |

## Notizen / Besonderheiten

# Blutdruck-Pass

| Nr. | Datum | Uhrzeit | Oberwert/ Systole | Unterwert/ Diastole | Puls/min |
|-----|-------|---------|-------------------|---------------------|----------|
|     |       |         | mmHg              | mmHg                |          |
|     |       |         | mmHg              | mmHg                |          |
|     |       |         | mmHg              | mmHg                |          |
|     |       |         | mmHg              | mmHg                |          |
|     |       |         | mmHg              | mmHg                |          |
|     |       |         | mmHg              | mmHg                |          |
|     |       |         | mmHg              | mmHg                |          |
|     |       |         | mmHg              | mmHg                |          |
|     |       |         | mmHg              | mmHg                |          |
|     |       |         | mmHg              | mmHg                |          |

## Notizen / Besonderheiten

_____

_____

_____

_____

_____

# Blutdruck-Pass

| Nr. | Datum | Uhrzeit | Oberwert/ Systole | Unterwert/ Diastole | Puls/min |
|-----|-------|---------|-------------------|---------------------|----------|
|     |       |         | mmHg              | mmHg                |          |
|     |       |         | mmHg              | mmHg                |          |
|     |       |         | mmHg              | mmHg                |          |
|     |       |         | mmHg              | mmHg                |          |
|     |       |         | mmHg              | mmHg                |          |
|     |       |         | mmHg              | mmHg                |          |
|     |       |         | mmHg              | mmHg                |          |
|     |       |         | mmHg              | mmHg                |          |
|     |       |         | mmHg              | mmHg                |          |
|     |       |         | mmHg              | mmHg                |          |

## Notizen / Besonderheiten

_____

_____

_____

_____

_____

# Blutdruck-Pass

| Nr. | Datum | Uhrzeit | Oberwert/ Systole | Unterwert/ Diastole | Puls/min |
|-----|-------|---------|-------------------|---------------------|----------|
|     |       |         | mmHg | mmHg |   |
|     |       |         | mmHg | mmHg |   |
|     |       |         | mmHg | mmHg |   |
|     |       |         | mmHg | mmHg |   |
|     |       |         | mmHg | mmHg |   |
|     |       |         | mmHg | mmHg |   |
|     |       |         | mmHg | mmHg |   |
|     |       |         | mmHg | mmHg |   |
|     |       |         | mmHg | mmHg |   |
|     |       |         | mmHg | mmHg |   |

## Notizen / Besonderheiten

_____

_____

_____

_____

_____

# Blutdruck-Pass

| Nr. | Datum | Uhrzeit | Oberwert/ Systole | Unterwert/ Diastole | Puls/min |
|-----|-------|---------|-------------------|---------------------|----------|
|     |       |         | mmHg              | mmHg                |          |
|     |       |         | mmHg              | mmHg                |          |
|     |       |         | mmHg              | mmHg                |          |
|     |       |         | mmHg              | mmHg                |          |
|     |       |         | mmHg              | mmHg                |          |
|     |       |         | mmHg              | mmHg                |          |
|     |       |         | mmHg              | mmHg                |          |
|     |       |         | mmHg              | mmHg                |          |
|     |       |         | mmHg              | mmHg                |          |
|     |       |         | mmHg              | mmHg                |          |

## Notizen / Besonderheiten

_____

_____

_____

_____

_____

# Blutdruck-Pass

| Nr. | Datum | Uhrzeit | Oberwert/ Systole | Unterwert/ Diastole | Puls/min |
|-----|-------|---------|-------------------|---------------------|----------|
|     |       |         | mmHg              | mmHg                |          |
|     |       |         | mmHg              | mmHg                |          |
|     |       |         | mmHg              | mmHg                |          |
|     |       |         | mmHg              | mmHg                |          |
|     |       |         | mmHg              | mmHg                |          |
|     |       |         | mmHg              | mmHg                |          |
|     |       |         | mmHg              | mmHg                |          |
|     |       |         | mmHg              | mmHg                |          |
|     |       |         | mmHg              | mmHg                |          |
|     |       |         | mmHg              | mmHg                |          |

## Notizen / Besonderheiten

_____

_____

_____

_____

_____

# Blutdruck-Pass

| Nr. | Datum | Uhrzeit | Oberwert/ Systole | Unterwert/ Diastole | Puls/min |
|-----|-------|---------|-------------------|---------------------|----------|
|     |       |         | mmHg              | mmHg                |          |
|     |       |         | mmHg              | mmHg                |          |
|     |       |         | mmHg              | mmHg                |          |
|     |       |         | mmHg              | mmHg                |          |
|     |       |         | mmHg              | mmHg                |          |
|     |       |         | mmHg              | mmHg                |          |
|     |       |         | mmHg              | mmHg                |          |
|     |       |         | mmHg              | mmHg                |          |
|     |       |         | mmHg              | mmHg                |          |
|     |       |         | mmHg              | mmHg                |          |

## Notizen / Besonderheiten

_____

_____

_____

_____

_____

# Blutdruck-Pass

| Nr. | Datum | Uhrzeit | Oberwert/ Systole | Unterwert/ Diastole | Puls/min |
|-----|-------|---------|-------------------|---------------------|----------|
|     |       |         | mmHg              | mmHg                |          |
|     |       |         | mmHg              | mmHg                |          |
|     |       |         | mmHg              | mmHg                |          |
|     |       |         | mmHg              | mmHg                |          |
|     |       |         | mmHg              | mmHg                |          |
|     |       |         | mmHg              | mmHg                |          |
|     |       |         | mmHg              | mmHg                |          |
|     |       |         | mmHg              | mmHg                |          |
|     |       |         | mmHg              | mmHg                |          |
|     |       |         | mmHg              | mmHg                |          |

## Notizen / Besonderheiten

_____

_____

_____

_____

_____

# Blutdruck-Pass

| Nr. | Datum | Uhrzeit | Oberwert/ Systole | Unterwert/ Diastole | Puls/min |
|-----|-------|---------|-------------------|---------------------|----------|
|     |       |         | mmHg              | mmHg                |          |
|     |       |         | mmHg              | mmHg                |          |
|     |       |         | mmHg              | mmHg                |          |
|     |       |         | mmHg              | mmHg                |          |
|     |       |         | mmHg              | mmHg                |          |
|     |       |         | mmHg              | mmHg                |          |
|     |       |         | mmHg              | mmHg                |          |
|     |       |         | mmHg              | mmHg                |          |
|     |       |         | mmHg              | mmHg                |          |
|     |       |         | mmHg              | mmHg                |          |

## Notizen / Besonderheiten

_____

_____

_____

_____

_____

# Blutdruck-Pass

| Nr. | Datum | Uhrzeit | Oberwert/ Systole | Unterwert/ Diastole | Puls/min |
|-----|-------|---------|-------------------|---------------------|----------|
|     |       |         | mmHg              | mmHg                |          |
|     |       |         | mmHg              | mmHg                |          |
|     |       |         | mmHg              | mmHg                |          |
|     |       |         | mmHg              | mmHg                |          |
|     |       |         | mmHg              | mmHg                |          |
|     |       |         | mmHg              | mmHg                |          |
|     |       |         | mmHg              | mmHg                |          |
|     |       |         | mmHg              | mmHg                |          |
|     |       |         | mmHg              | mmHg                |          |
|     |       |         | mmHg              | mmHg                |          |

## Notizen / Besonderheiten

_____

_____

_____

_____

_____

# Blutdruck-Pass

| Nr. | Datum | Uhrzeit | Oberwert/ Systole | Unterwert/ Diastole | Puls/min |
|-----|-------|---------|-------------------|---------------------|----------|
|  |  |  | mmHg | mmHg |  |
|  |  |  | mmHg | mmHg |  |
|  |  |  | mmHg | mmHg |  |
|  |  |  | mmHg | mmHg |  |
|  |  |  | mmHg | mmHg |  |
|  |  |  | mmHg | mmHg |  |
|  |  |  | mmHg | mmHg |  |
|  |  |  | mmHg | mmHg |  |
|  |  |  | mmHg | mmHg |  |
|  |  |  | mmHg | mmHg |  |

## Notizen / Besonderheiten

_____

_____

_____

_____

_____

# Blutdruck-Pass

| Nr. | Datum | Uhrzeit | Oberwert/ Systole | Unterwert/ Diastole | Puls/min |
|-----|-------|---------|-------------------|---------------------|----------|
|  |  |  | mmHg | mmHg |  |
|  |  |  | mmHg | mmHg |  |
|  |  |  | mmHg | mmHg |  |
|  |  |  | mmHg | mmHg |  |
|  |  |  | mmHg | mmHg |  |
|  |  |  | mmHg | mmHg |  |
|  |  |  | mmHg | mmHg |  |
|  |  |  | mmHg | mmHg |  |
|  |  |  | mmHg | mmHg |  |
|  |  |  | mmHg | mmHg |  |

## Notizen / Besonderheiten

_____

_____

_____

_____

_____

# Blutdruck-Pass

| Nr. | Datum | Uhrzeit | Oberwert/ Systole | Unterwert/ Diastole | Puls/min |
|---|---|---|---|---|---|
| | | | mmHg | mmHg | |
| | | | mmHg | mmHg | |
| | | | mmHg | mmHg | |
| | | | mmHg | mmHg | |
| | | | mmHg | mmHg | |
| | | | mmHg | mmHg | |
| | | | mmHg | mmHg | |
| | | | mmHg | mmHg | |
| | | | mmHg | mmHg | |
| | | | mmHg | mmHg | |

## Notizen / Besonderheiten

_____

_____

_____

_____

_____

# Blutdruck-Pass

| Nr. | Datum | Uhrzeit | Oberwert/ Systole | Unterwert/ Diastole | Puls/min |
|-----|-------|---------|-------------------|---------------------|----------|
|     |       |         | mmHg              | mmHg                |          |
|     |       |         | mmHg              | mmHg                |          |
|     |       |         | mmHg              | mmHg                |          |
|     |       |         | mmHg              | mmHg                |          |
|     |       |         | mmHg              | mmHg                |          |
|     |       |         | mmHg              | mmHg                |          |
|     |       |         | mmHg              | mmHg                |          |
|     |       |         | mmHg              | mmHg                |          |
|     |       |         | mmHg              | mmHg                |          |
|     |       |         | mmHg              | mmHg                |          |

## Notizen / Besonderheiten

_____

_____

_____

_____

_____

# Blutdruck-Pass

| Nr. | Datum | Uhrzeit | Oberwert/ Systole | Unterwert/ Diastole | Puls/min |
|---|---|---|---|---|---|
| | | | mmHg | mmHg | |
| | | | mmHg | mmHg | |
| | | | mmHg | mmHg | |
| | | | mmHg | mmHg | |
| | | | mmHg | mmHg | |
| | | | mmHg | mmHg | |
| | | | mmHg | mmHg | |
| | | | mmHg | mmHg | |
| | | | mmHg | mmHg | |
| | | | mmHg | mmHg | |

## Notizen / Besonderheiten

_____

_____

_____

_____

_____

# Blutdruck-Pass

| Nr. | Datum | Uhrzeit | Oberwert/ Systole | Unterwert/ Diastole | Puls/min |
|---|---|---|---|---|---|
| | | | mmHg | mmHg | |
| | | | mmHg | mmHg | |
| | | | mmHg | mmHg | |
| | | | mmHg | mmHg | |
| | | | mmHg | mmHg | |
| | | | mmHg | mmHg | |
| | | | mmHg | mmHg | |
| | | | mmHg | mmHg | |
| | | | mmHg | mmHg | |
| | | | mmHg | mmHg | |

## Notizen / Besonderheiten

_____

_____

_____

_____

_____

# Blutdruck-Pass

| Nr. | Datum | Uhrzeit | Oberwert/ Systole | Unterwert/ Diastole | Puls/min |
|-----|-------|---------|-------------------|---------------------|----------|
|     |       |         | mmHg              | mmHg                |          |
|     |       |         | mmHg              | mmHg                |          |
|     |       |         | mmHg              | mmHg                |          |
|     |       |         | mmHg              | mmHg                |          |
|     |       |         | mmHg              | mmHg                |          |
|     |       |         | mmHg              | mmHg                |          |
|     |       |         | mmHg              | mmHg                |          |
|     |       |         | mmHg              | mmHg                |          |
|     |       |         | mmHg              | mmHg                |          |
|     |       |         | mmHg              | mmHg                |          |

## Notizen / Besonderheiten

_____

_____

_____

_____

_____

# Blutdruck-Pass

| Nr. | Datum | Uhrzeit | Oberwert/ Systole | Unterwert/ Diastole | Puls/min |
|-----|-------|---------|-------------------|---------------------|----------|
|     |       |         | mmHg              | mmHg                |          |
|     |       |         | mmHg              | mmHg                |          |
|     |       |         | mmHg              | mmHg                |          |
|     |       |         | mmHg              | mmHg                |          |
|     |       |         | mmHg              | mmHg                |          |
|     |       |         | mmHg              | mmHg                |          |
|     |       |         | mmHg              | mmHg                |          |
|     |       |         | mmHg              | mmHg                |          |
|     |       |         | mmHg              | mmHg                |          |
|     |       |         | mmHg              | mmHg                |          |

## Notizen / Besonderheiten

_____

_____

_____

_____

_____

# Blutdruck-Pass

| Nr. | Datum | Uhrzeit | Oberwert/ Systole | Unterwert/ Diastole | Puls/min |
|-----|-------|---------|-------------------|---------------------|----------|
|     |       |         | mmHg              | mmHg                |          |
|     |       |         | mmHg              | mmHg                |          |
|     |       |         | mmHg              | mmHg                |          |
|     |       |         | mmHg              | mmHg                |          |
|     |       |         | mmHg              | mmHg                |          |
|     |       |         | mmHg              | mmHg                |          |
|     |       |         | mmHg              | mmHg                |          |
|     |       |         | mmHg              | mmHg                |          |
|     |       |         | mmHg              | mmHg                |          |
|     |       |         | mmHg              | mmHg                |          |

## Notizen / Besonderheiten

_____

_____

_____

_____

_____

# Blutdruck-Pass

| Nr. | Datum | Uhrzeit | Oberwert/ Systole | Unterwert/ Diastole | Puls/min |
|-----|-------|---------|-------------------|---------------------|----------|
|     |       |         | mmHg              | mmHg                |          |
|     |       |         | mmHg              | mmHg                |          |
|     |       |         | mmHg              | mmHg                |          |
|     |       |         | mmHg              | mmHg                |          |
|     |       |         | mmHg              | mmHg                |          |
|     |       |         | mmHg              | mmHg                |          |
|     |       |         | mmHg              | mmHg                |          |
|     |       |         | mmHg              | mmHg                |          |
|     |       |         | mmHg              | mmHg                |          |
|     |       |         | mmHg              | mmHg                |          |

## Notizen / Besonderheiten

_____

_____

_____

_____

_____

# Blutdruck-Pass

| Nr. | Datum | Uhrzeit | Oberwert/ Systole | Unterwert/ Diastole | Puls/min |
|-----|-------|---------|-------------------|---------------------|----------|
|     |       |         | mmHg              | mmHg                |          |
|     |       |         | mmHg              | mmHg                |          |
|     |       |         | mmHg              | mmHg                |          |
|     |       |         | mmHg              | mmHg                |          |
|     |       |         | mmHg              | mmHg                |          |
|     |       |         | mmHg              | mmHg                |          |
|     |       |         | mmHg              | mmHg                |          |
|     |       |         | mmHg              | mmHg                |          |
|     |       |         | mmHg              | mmHg                |          |
|     |       |         | mmHg              | mmHg                |          |

## Notizen / Besonderheiten

_____

_____

_____

_____

_____

# Blutdruck-Pass

| Nr. | Datum | Uhrzeit | Oberwert/ Systole | Unterwert/ Diastole | Puls/min |
|---|---|---|---|---|---|
|  |  |  | mmHg | mmHg |  |
|  |  |  | mmHg | mmHg |  |
|  |  |  | mmHg | mmHg |  |
|  |  |  | mmHg | mmHg |  |
|  |  |  | mmHg | mmHg |  |
|  |  |  | mmHg | mmHg |  |
|  |  |  | mmHg | mmHg |  |
|  |  |  | mmHg | mmHg |  |
|  |  |  | mmHg | mmHg |  |
|  |  |  | mmHg | mmHg |  |

## Notizen / Besonderheiten

_____

_____

_____

_____

_____

# Blutdruck-Pass

| Nr. | Datum | Uhrzeit | Oberwert/ Systole | Unterwert/ Diastole | Puls/min |
|-----|-------|---------|-------------------|---------------------|----------|
|     |       |         | mmHg              | mmHg                |          |
|     |       |         | mmHg              | mmHg                |          |
|     |       |         | mmHg              | mmHg                |          |
|     |       |         | mmHg              | mmHg                |          |
|     |       |         | mmHg              | mmHg                |          |
|     |       |         | mmHg              | mmHg                |          |
|     |       |         | mmHg              | mmHg                |          |
|     |       |         | mmHg              | mmHg                |          |
|     |       |         | mmHg              | mmHg                |          |
|     |       |         | mmHg              | mmHg                |          |

## Notizen / Besonderheiten

_____

_____

_____

_____

_____

# Blutdruck-Pass

| Nr. | Datum | Uhrzeit | Oberwert/ Systole | Unterwert/ Diastole | Puls/min |
|-----|-------|---------|-------------------|---------------------|----------|
|     |       |         | mmHg              | mmHg                |          |
|     |       |         | mmHg              | mmHg                |          |
|     |       |         | mmHg              | mmHg                |          |
|     |       |         | mmHg              | mmHg                |          |
|     |       |         | mmHg              | mmHg                |          |
|     |       |         | mmHg              | mmHg                |          |
|     |       |         | mmHg              | mmHg                |          |
|     |       |         | mmHg              | mmHg                |          |
|     |       |         | mmHg              | mmHg                |          |
|     |       |         | mmHg              | mmHg                |          |

## Notizen / Besonderheiten

_____

_____

_____

_____

_____

# Blutdruck-Pass

| Nr. | Datum | Uhrzeit | Oberwert/ Systole | Unterwert/ Diastole | Puls/min |
|---|---|---|---|---|---|
| | | | mmHg | mmHg | |
| | | | mmHg | mmHg | |
| | | | mmHg | mmHg | |
| | | | mmHg | mmHg | |
| | | | mmHg | mmHg | |
| | | | mmHg | mmHg | |
| | | | mmHg | mmHg | |
| | | | mmHg | mmHg | |
| | | | mmHg | mmHg | |
| | | | mmHg | mmHg | |

## Notizen / Besonderheiten

_____

_____

_____

_____

_____

# Blutdruck-Pass

| Nr. | Datum | Uhrzeit | Oberwert/ Systole | Unterwert/ Diastole | Puls/min |
|-----|-------|---------|-------------------|---------------------|----------|
|     |       |         | mmHg              | mmHg                |          |
|     |       |         | mmHg              | mmHg                |          |
|     |       |         | mmHg              | mmHg                |          |
|     |       |         | mmHg              | mmHg                |          |
|     |       |         | mmHg              | mmHg                |          |
|     |       |         | mmHg              | mmHg                |          |
|     |       |         | mmHg              | mmHg                |          |
|     |       |         | mmHg              | mmHg                |          |
|     |       |         | mmHg              | mmHg                |          |
|     |       |         | mmHg              | mmHg                |          |

## Notizen / Besonderheiten

_____

_____

_____

_____

_____

# Blutdruck-Pass

| Nr. | Datum | Uhrzeit | Oberwert/ Systole | Unterwert/ Diastole | Puls/min |
|-----|-------|---------|-------------------|---------------------|----------|
|     |       |         | mmHg              | mmHg                |          |
|     |       |         | mmHg              | mmHg                |          |
|     |       |         | mmHg              | mmHg                |          |
|     |       |         | mmHg              | mmHg                |          |
|     |       |         | mmHg              | mmHg                |          |
|     |       |         | mmHg              | mmHg                |          |
|     |       |         | mmHg              | mmHg                |          |
|     |       |         | mmHg              | mmHg                |          |
|     |       |         | mmHg              | mmHg                |          |
|     |       |         | mmHg              | mmHg                |          |

## Notizen / Besonderheiten

_____

_____

_____

_____

_____

# Blutdruck-Pass

| Nr. | Datum | Uhrzeit | Oberwert/ Systole | Unterwert/ Diastole | Puls/min |
|-----|-------|---------|-------------------|---------------------|----------|
|     |       |         | mmHg              | mmHg                |          |
|     |       |         | mmHg              | mmHg                |          |
|     |       |         | mmHg              | mmHg                |          |
|     |       |         | mmHg              | mmHg                |          |
|     |       |         | mmHg              | mmHg                |          |
|     |       |         | mmHg              | mmHg                |          |
|     |       |         | mmHg              | mmHg                |          |
|     |       |         | mmHg              | mmHg                |          |
|     |       |         | mmHg              | mmHg                |          |
|     |       |         | mmHg              | mmHg                |          |

## Notizen / Besonderheiten

_____

_____

_____

_____

_____

# Blutdruck-Pass

| Nr. | Datum | Uhrzeit | Oberwert/ Systole | Unterwert/ Diastole | Puls/min |
|---|---|---|---|---|---|
| | | | mmHg | mmHg | |
| | | | mmHg | mmHg | |
| | | | mmHg | mmHg | |
| | | | mmHg | mmHg | |
| | | | mmHg | mmHg | |
| | | | mmHg | mmHg | |
| | | | mmHg | mmHg | |
| | | | mmHg | mmHg | |
| | | | mmHg | mmHg | |
| | | | mmHg | mmHg | |

## Notizen / Besonderheiten

_____

_____

_____

_____

_____

# Blutdruck-Pass

| Nr. | Datum | Uhrzeit | Oberwert/ Systole | Unterwert/ Diastole | Puls/min |
|---|---|---|---|---|---|
| | | | mmHg | mmHg | |
| | | | mmHg | mmHg | |
| | | | mmHg | mmHg | |
| | | | mmHg | mmHg | |
| | | | mmHg | mmHg | |
| | | | mmHg | mmHg | |
| | | | mmHg | mmHg | |
| | | | mmHg | mmHg | |
| | | | mmHg | mmHg | |
| | | | mmHg | mmHg | |

## Notizen / Besonderheiten

_____

_____

_____

_____

_____

# Blutdruck-Pass

| Nr. | Datum | Uhrzeit | Oberwert/ Systole | Unterwert/ Diastole | Puls/min |
|-----|-------|---------|-------------------|---------------------|----------|
|     |       |         | mmHg              | mmHg                |          |
|     |       |         | mmHg              | mmHg                |          |
|     |       |         | mmHg              | mmHg                |          |
|     |       |         | mmHg              | mmHg                |          |
|     |       |         | mmHg              | mmHg                |          |
|     |       |         | mmHg              | mmHg                |          |
|     |       |         | mmHg              | mmHg                |          |
|     |       |         | mmHg              | mmHg                |          |
|     |       |         | mmHg              | mmHg                |          |
|     |       |         | mmHg              | mmHg                |          |

## Notizen / Besonderheiten

_____

_____

_____

_____

_____

# Blutdruck-Pass

| Nr. | Datum | Uhrzeit | Oberwert/ Systole | Unterwert/ Diastole | Puls/min |
|-----|-------|---------|-------------------|---------------------|----------|
|     |       |         | mmHg              | mmHg                |          |
|     |       |         | mmHg              | mmHg                |          |
|     |       |         | mmHg              | mmHg                |          |
|     |       |         | mmHg              | mmHg                |          |
|     |       |         | mmHg              | mmHg                |          |
|     |       |         | mmHg              | mmHg                |          |
|     |       |         | mmHg              | mmHg                |          |
|     |       |         | mmHg              | mmHg                |          |
|     |       |         | mmHg              | mmHg                |          |
|     |       |         | mmHg              | mmHg                |          |

## Notizen / Besonderheiten

_____

_____

_____

_____

_____

# Blutdruck-Pass

| Nr. | Datum | Uhrzeit | Oberwert/ Systole | Unterwert/ Diastole | Puls/min |
|---|---|---|---|---|---|
| | | | mmHg | mmHg | |
| | | | mmHg | mmHg | |
| | | | mmHg | mmHg | |
| | | | mmHg | mmHg | |
| | | | mmHg | mmHg | |
| | | | mmHg | mmHg | |
| | | | mmHg | mmHg | |
| | | | mmHg | mmHg | |
| | | | mmHg | mmHg | |
| | | | mmHg | mmHg | |

## Notizen / Besonderheiten

_____

_____

_____

_____

_____

# Blutdruck-Pass

| Nr. | Datum | Uhrzeit | Oberwert/ Systole | Unterwert/ Diastole | Puls/min |
|-----|-------|---------|-------------------|---------------------|----------|
|     |       |         | mmHg              | mmHg                |          |
|     |       |         | mmHg              | mmHg                |          |
|     |       |         | mmHg              | mmHg                |          |
|     |       |         | mmHg              | mmHg                |          |
|     |       |         | mmHg              | mmHg                |          |
|     |       |         | mmHg              | mmHg                |          |
|     |       |         | mmHg              | mmHg                |          |
|     |       |         | mmHg              | mmHg                |          |
|     |       |         | mmHg              | mmHg                |          |
|     |       |         | mmHg              | mmHg                |          |

## Notizen / Besonderheiten

_____

_____

_____

_____

_____

# Blutdruck-Pass

| Nr. | Datum | Uhrzeit | Oberwert/ Systole | Unterwert/ Diastole | Puls/min |
|-----|-------|---------|-------------------|---------------------|----------|
|     |       |         | mmHg              | mmHg                |          |
|     |       |         | mmHg              | mmHg                |          |
|     |       |         | mmHg              | mmHg                |          |
|     |       |         | mmHg              | mmHg                |          |
|     |       |         | mmHg              | mmHg                |          |
|     |       |         | mmHg              | mmHg                |          |
|     |       |         | mmHg              | mmHg                |          |
|     |       |         | mmHg              | mmHg                |          |
|     |       |         | mmHg              | mmHg                |          |
|     |       |         | mmHg              | mmHg                |          |

## Notizen / Besonderheiten

_____

_____

_____

_____

_____

# Blutdruck-Pass

| Nr. | Datum | Uhrzeit | Oberwert/ Systole | Unterwert/ Diastole | Puls/min |
|-----|-------|---------|-------------------|---------------------|----------|
|     |       |         | mmHg              | mmHg                |          |
|     |       |         | mmHg              | mmHg                |          |
|     |       |         | mmHg              | mmHg                |          |
|     |       |         | mmHg              | mmHg                |          |
|     |       |         | mmHg              | mmHg                |          |
|     |       |         | mmHg              | mmHg                |          |
|     |       |         | mmHg              | mmHg                |          |
|     |       |         | mmHg              | mmHg                |          |
|     |       |         | mmHg              | mmHg                |          |
|     |       |         | mmHg              | mmHg                |          |

## Notizen / Besonderheiten

_____

_____

_____

_____

_____

# Blutdruck-Pass

| Nr. | Datum | Uhrzeit | Oberwert/ Systole | Unterwert/ Diastole | Puls/min |
|-----|-------|---------|-------------------|---------------------|----------|
|  |  |  | mmHg | mmHg |  |
|  |  |  | mmHg | mmHg |  |
|  |  |  | mmHg | mmHg |  |
|  |  |  | mmHg | mmHg |  |
|  |  |  | mmHg | mmHg |  |
|  |  |  | mmHg | mmHg |  |
|  |  |  | mmHg | mmHg |  |
|  |  |  | mmHg | mmHg |  |
|  |  |  | mmHg | mmHg |  |
|  |  |  | mmHg | mmHg |  |

## Notizen / Besonderheiten

_____

_____

_____

_____

_____

# Blutdruck-Pass

| Nr. | Datum | Uhrzeit | Oberwert/ Systole | Unterwert/ Diastole | Puls/min |
|-----|-------|---------|-------------------|---------------------|----------|
|     |       |         | mmHg              | mmHg                |          |
|     |       |         | mmHg              | mmHg                |          |
|     |       |         | mmHg              | mmHg                |          |
|     |       |         | mmHg              | mmHg                |          |
|     |       |         | mmHg              | mmHg                |          |
|     |       |         | mmHg              | mmHg                |          |
|     |       |         | mmHg              | mmHg                |          |
|     |       |         | mmHg              | mmHg                |          |
|     |       |         | mmHg              | mmHg                |          |
|     |       |         | mmHg              | mmHg                |          |

## Notizen / Besonderheiten

_____

_____

_____

_____

_____

# Blutdruck-Pass

| Nr. | Datum | Uhrzeit | Oberwert/ Systole | Unterwert/ Diastole | Puls/min |
|-----|-------|---------|-------------------|---------------------|----------|
|     |       |         | mmHg              | mmHg                |          |
|     |       |         | mmHg              | mmHg                |          |
|     |       |         | mmHg              | mmHg                |          |
|     |       |         | mmHg              | mmHg                |          |
|     |       |         | mmHg              | mmHg                |          |
|     |       |         | mmHg              | mmHg                |          |
|     |       |         | mmHg              | mmHg                |          |
|     |       |         | mmHg              | mmHg                |          |
|     |       |         | mmHg              | mmHg                |          |
|     |       |         | mmHg              | mmHg                |          |

## Notizen / Besonderheiten

_____

_____

_____

_____

_____

# Blutdruck-Pass

| Nr. | Datum | Uhrzeit | Oberwert/ Systole | Unterwert/ Diastole | Puls/min |
|-----|-------|---------|-------------------|---------------------|----------|
|     |       |         | mmHg              | mmHg                |          |
|     |       |         | mmHg              | mmHg                |          |
|     |       |         | mmHg              | mmHg                |          |
|     |       |         | mmHg              | mmHg                |          |
|     |       |         | mmHg              | mmHg                |          |
|     |       |         | mmHg              | mmHg                |          |
|     |       |         | mmHg              | mmHg                |          |
|     |       |         | mmHg              | mmHg                |          |
|     |       |         | mmHg              | mmHg                |          |
|     |       |         | mmHg              | mmHg                |          |

## Notizen / Besonderheiten

_____

_____

_____

_____

_____

# Blutdruck-Pass

| Nr. | Datum | Uhrzeit | Oberwert/ Systole | Unterwert/ Diastole | Puls/min |
|---|---|---|---|---|---|
|  |  |  | mmHg | mmHg |  |
|  |  |  | mmHg | mmHg |  |
|  |  |  | mmHg | mmHg |  |
|  |  |  | mmHg | mmHg |  |
|  |  |  | mmHg | mmHg |  |
|  |  |  | mmHg | mmHg |  |
|  |  |  | mmHg | mmHg |  |
|  |  |  | mmHg | mmHg |  |
|  |  |  | mmHg | mmHg |  |
|  |  |  | mmHg | mmHg |  |

## Notizen / Besonderheiten

_____

_____

_____

_____

_____

# Blutdruck-Pass

| Nr. | Datum | Uhrzeit | Oberwert/ Systole | Unterwert/ Diastole | Puls/min |
|-----|-------|---------|-------------------|---------------------|----------|
|     |       |         | mmHg              | mmHg                |          |
|     |       |         | mmHg              | mmHg                |          |
|     |       |         | mmHg              | mmHg                |          |
|     |       |         | mmHg              | mmHg                |          |
|     |       |         | mmHg              | mmHg                |          |
|     |       |         | mmHg              | mmHg                |          |
|     |       |         | mmHg              | mmHg                |          |
|     |       |         | mmHg              | mmHg                |          |
|     |       |         | mmHg              | mmHg                |          |
|     |       |         | mmHg              | mmHg                |          |

## Notizen / Besonderheiten

_____

_____

_____

_____

_____

# Blutdruck-Pass

| Nr. | Datum | Uhrzeit | Oberwert/ Systole | Unterwert/ Diastole | Puls/min |
|---|---|---|---|---|---|
| | | | mmHg | mmHg | |
| | | | mmHg | mmHg | |
| | | | mmHg | mmHg | |
| | | | mmHg | mmHg | |
| | | | mmHg | mmHg | |
| | | | mmHg | mmHg | |
| | | | mmHg | mmHg | |
| | | | mmHg | mmHg | |
| | | | mmHg | mmHg | |
| | | | mmHg | mmHg | |

## Notizen / Besonderheiten

# Blutdruck-Pass

| Nr. | Datum | Uhrzeit | Oberwert/ Systole | Unterwert/ Diastole | Puls/min |
|-----|-------|---------|-------------------|---------------------|----------|
|     |       |         | mmHg              | mmHg                |          |
|     |       |         | mmHg              | mmHg                |          |
|     |       |         | mmHg              | mmHg                |          |
|     |       |         | mmHg              | mmHg                |          |
|     |       |         | mmHg              | mmHg                |          |
|     |       |         | mmHg              | mmHg                |          |
|     |       |         | mmHg              | mmHg                |          |
|     |       |         | mmHg              | mmHg                |          |
|     |       |         | mmHg              | mmHg                |          |
|     |       |         | mmHg              | mmHg                |          |

## Notizen / Besonderheiten

_____

_____

_____

_____

_____

# Blutdruck-Pass

| Nr. | Datum | Uhrzeit | Oberwert/ Systole | Unterwert/ Diastole | Puls/min |
|-----|-------|---------|-------------------|---------------------|----------|
|     |       |         | mmHg              | mmHg                |          |
|     |       |         | mmHg              | mmHg                |          |
|     |       |         | mmHg              | mmHg                |          |
|     |       |         | mmHg              | mmHg                |          |
|     |       |         | mmHg              | mmHg                |          |
|     |       |         | mmHg              | mmHg                |          |
|     |       |         | mmHg              | mmHg                |          |
|     |       |         | mmHg              | mmHg                |          |
|     |       |         | mmHg              | mmHg                |          |
|     |       |         | mmHg              | mmHg                |          |

## Notizen / Besonderheiten

_____

_____

_____

_____

_____

# Blutdruck-Pass

| Nr. | Datum | Uhrzeit | Oberwert/ Systole | Unterwert/ Diastole | Puls/min |
|-----|-------|---------|-------------------|---------------------|----------|
|     |       |         | mmHg              | mmHg                |          |
|     |       |         | mmHg              | mmHg                |          |
|     |       |         | mmHg              | mmHg                |          |
|     |       |         | mmHg              | mmHg                |          |
|     |       |         | mmHg              | mmHg                |          |
|     |       |         | mmHg              | mmHg                |          |
|     |       |         | mmHg              | mmHg                |          |
|     |       |         | mmHg              | mmHg                |          |
|     |       |         | mmHg              | mmHg                |          |
|     |       |         | mmHg              | mmHg                |          |

## Notizen / Besonderheiten

_____

_____

_____

_____

_____

# Blutdruck-Pass

| Nr. | Datum | Uhrzeit | Oberwert/ Systole | Unterwert/ Diastole | Puls/min |
|-----|-------|---------|-------------------|---------------------|----------|
|     |       |         | mmHg              | mmHg                |          |
|     |       |         | mmHg              | mmHg                |          |
|     |       |         | mmHg              | mmHg                |          |
|     |       |         | mmHg              | mmHg                |          |
|     |       |         | mmHg              | mmHg                |          |
|     |       |         | mmHg              | mmHg                |          |
|     |       |         | mmHg              | mmHg                |          |
|     |       |         | mmHg              | mmHg                |          |
|     |       |         | mmHg              | mmHg                |          |
|     |       |         | mmHg              | mmHg                |          |

## Notizen / Besonderheiten

_____

_____

_____

_____

_____

# Blutdruck-Pass

| Nr. | Datum | Uhrzeit | Oberwert/ Systole | Unterwert/ Diastole | Puls/min |
|-----|-------|---------|-------------------|---------------------|----------|
|     |       |         | mmHg              | mmHg                |          |
|     |       |         | mmHg              | mmHg                |          |
|     |       |         | mmHg              | mmHg                |          |
|     |       |         | mmHg              | mmHg                |          |
|     |       |         | mmHg              | mmHg                |          |
|     |       |         | mmHg              | mmHg                |          |
|     |       |         | mmHg              | mmHg                |          |
|     |       |         | mmHg              | mmHg                |          |
|     |       |         | mmHg              | mmHg                |          |
|     |       |         | mmHg              | mmHg                |          |

## Notizen / Besonderheiten

_____

_____

_____

_____

_____

# Blutdruck-Pass

| Nr. | Datum | Uhrzeit | Oberwert/ Systole | Unterwert/ Diastole | Puls/min |
|-----|-------|---------|-------------------|---------------------|----------|
|     |       |         | mmHg              | mmHg                |          |
|     |       |         | mmHg              | mmHg                |          |
|     |       |         | mmHg              | mmHg                |          |
|     |       |         | mmHg              | mmHg                |          |
|     |       |         | mmHg              | mmHg                |          |
|     |       |         | mmHg              | mmHg                |          |
|     |       |         | mmHg              | mmHg                |          |
|     |       |         | mmHg              | mmHg                |          |
|     |       |         | mmHg              | mmHg                |          |
|     |       |         | mmHg              | mmHg                |          |

## Notizen / Besonderheiten

_____

_____

_____

_____

_____

# Blutdruck-Pass

| Nr. | Datum | Uhrzeit | Oberwert/ Systole | Unterwert/ Diastole | Puls/min |
|-----|-------|---------|-------------------|---------------------|----------|
|     |       |         | mmHg              | mmHg                |          |
|     |       |         | mmHg              | mmHg                |          |
|     |       |         | mmHg              | mmHg                |          |
|     |       |         | mmHg              | mmHg                |          |
|     |       |         | mmHg              | mmHg                |          |
|     |       |         | mmHg              | mmHg                |          |
|     |       |         | mmHg              | mmHg                |          |
|     |       |         | mmHg              | mmHg                |          |
|     |       |         | mmHg              | mmHg                |          |
|     |       |         | mmHg              | mmHg                |          |

## Notizen / Besonderheiten

_____

_____

_____

_____

_____

# Blutdruck-Pass

| Nr. | Datum | Uhrzeit | Oberwert/ Systole | Unterwert/ Diastole | Puls/min |
|---|---|---|---|---|---|
|  |  |  | mmHg | mmHg |  |
|  |  |  | mmHg | mmHg |  |
|  |  |  | mmHg | mmHg |  |
|  |  |  | mmHg | mmHg |  |
|  |  |  | mmHg | mmHg |  |
|  |  |  | mmHg | mmHg |  |
|  |  |  | mmHg | mmHg |  |
|  |  |  | mmHg | mmHg |  |
|  |  |  | mmHg | mmHg |  |
|  |  |  | mmHg | mmHg |  |

## Notizen / Besonderheiten

_____

_____

_____

_____

_____

# Blutdruck-Pass

| Nr. | Datum | Uhrzeit | Oberwert/ Systole | Unterwert/ Diastole | Puls/min |
|-----|-------|---------|-------------------|---------------------|----------|
|     |       |         | mmHg              | mmHg                |          |
|     |       |         | mmHg              | mmHg                |          |
|     |       |         | mmHg              | mmHg                |          |
|     |       |         | mmHg              | mmHg                |          |
|     |       |         | mmHg              | mmHg                |          |
|     |       |         | mmHg              | mmHg                |          |
|     |       |         | mmHg              | mmHg                |          |
|     |       |         | mmHg              | mmHg                |          |
|     |       |         | mmHg              | mmHg                |          |
|     |       |         | mmHg              | mmHg                |          |

## Notizen / Besonderheiten

_____

_____

_____

_____

_____

# Blutdruck-Pass

| Nr. | Datum | Uhrzeit | Oberwert/ Systole | Unterwert/ Diastole | Puls/min |
|-----|-------|---------|-------------------|---------------------|----------|
|     |       |         | mmHg              | mmHg                |          |
|     |       |         | mmHg              | mmHg                |          |
|     |       |         | mmHg              | mmHg                |          |
|     |       |         | mmHg              | mmHg                |          |
|     |       |         | mmHg              | mmHg                |          |
|     |       |         | mmHg              | mmHg                |          |
|     |       |         | mmHg              | mmHg                |          |
|     |       |         | mmHg              | mmHg                |          |
|     |       |         | mmHg              | mmHg                |          |
|     |       |         | mmHg              | mmHg                |          |

## Notizen / Besonderheiten

_____

_____

_____

_____

_____

# Blutdruck-Pass

| Nr. | Datum | Uhrzeit | Oberwert/ Systole | Unterwert/ Diastole | Puls/min |
|---|---|---|---|---|---|
| | | | mmHg | mmHg | |
| | | | mmHg | mmHg | |
| | | | mmHg | mmHg | |
| | | | mmHg | mmHg | |
| | | | mmHg | mmHg | |
| | | | mmHg | mmHg | |
| | | | mmHg | mmHg | |
| | | | mmHg | mmHg | |
| | | | mmHg | mmHg | |
| | | | mmHg | mmHg | |

## Notizen / Besonderheiten

_____

_____

_____

_____

_____

# Blutdruck-Pass

| Nr. | Datum | Uhrzeit | Oberwert/ Systole | Unterwert/ Diastole | Puls/min |
|-----|-------|---------|-------------------|---------------------|----------|
|     |       |         | mmHg | mmHg |          |
|     |       |         | mmHg | mmHg |          |
|     |       |         | mmHg | mmHg |          |
|     |       |         | mmHg | mmHg |          |
|     |       |         | mmHg | mmHg |          |
|     |       |         | mmHg | mmHg |          |
|     |       |         | mmHg | mmHg |          |
|     |       |         | mmHg | mmHg |          |
|     |       |         | mmHg | mmHg |          |
|     |       |         | mmHg | mmHg |          |

## Notizen / Besonderheiten

_____

_____

_____

_____

_____

# Blutdruck-Pass

| Nr. | Datum | Uhrzeit | Oberwert/ Systole | Unterwert/ Diastole | Puls/min |
|-----|-------|---------|-------------------|---------------------|----------|
|     |       |         | mmHg              | mmHg                |          |
|     |       |         | mmHg              | mmHg                |          |
|     |       |         | mmHg              | mmHg                |          |
|     |       |         | mmHg              | mmHg                |          |
|     |       |         | mmHg              | mmHg                |          |
|     |       |         | mmHg              | mmHg                |          |
|     |       |         | mmHg              | mmHg                |          |
|     |       |         | mmHg              | mmHg                |          |
|     |       |         | mmHg              | mmHg                |          |
|     |       |         | mmHg              | mmHg                |          |

## Notizen / Besonderheiten

_____

_____

_____

_____

_____

# Blutdruck-Pass

| Nr. | Datum | Uhrzeit | Oberwert/ Systole | Unterwert/ Diastole | Puls/min |
|-----|-------|---------|-------------------|---------------------|----------|
|     |       |         | mmHg              | mmHg                |          |
|     |       |         | mmHg              | mmHg                |          |
|     |       |         | mmHg              | mmHg                |          |
|     |       |         | mmHg              | mmHg                |          |
|     |       |         | mmHg              | mmHg                |          |
|     |       |         | mmHg              | mmHg                |          |
|     |       |         | mmHg              | mmHg                |          |
|     |       |         | mmHg              | mmHg                |          |
|     |       |         | mmHg              | mmHg                |          |
|     |       |         | mmHg              | mmHg                |          |

## Notizen / Besonderheiten

_____

_____

_____

_____

_____

# Blutdruck-Pass

| Nr. | Datum | Uhrzeit | Oberwert/ Systole | Unterwert/ Diastole | Puls/min |
|-----|-------|---------|-------------------|---------------------|----------|
|     |       |         | mmHg | mmHg |     |
|     |       |         | mmHg | mmHg |     |
|     |       |         | mmHg | mmHg |     |
|     |       |         | mmHg | mmHg |     |
|     |       |         | mmHg | mmHg |     |
|     |       |         | mmHg | mmHg |     |
|     |       |         | mmHg | mmHg |     |
|     |       |         | mmHg | mmHg |     |
|     |       |         | mmHg | mmHg |     |
|     |       |         | mmHg | mmHg |     |

## Notizen / Besonderheiten

_____

_____

_____

_____

_____

# Blutdruck-Pass

| Nr. | Datum | Uhrzeit | Oberwert/ Systole | Unterwert/ Diastole | Puls/min |
|-----|-------|---------|-------------------|---------------------|----------|
|     |       |         | mmHg              | mmHg                |          |
|     |       |         | mmHg              | mmHg                |          |
|     |       |         | mmHg              | mmHg                |          |
|     |       |         | mmHg              | mmHg                |          |
|     |       |         | mmHg              | mmHg                |          |
|     |       |         | mmHg              | mmHg                |          |
|     |       |         | mmHg              | mmHg                |          |
|     |       |         | mmHg              | mmHg                |          |
|     |       |         | mmHg              | mmHg                |          |
|     |       |         | mmHg              | mmHg                |          |

## Notizen / Besonderheiten

_____

_____

_____

_____

_____

# Blutdruck-Pass

| Nr. | Datum | Uhrzeit | Oberwert/ Systole | Unterwert/ Diastole | Puls/min |
|-----|-------|---------|-------------------|---------------------|----------|
|     |       |         | mmHg              | mmHg                |          |
|     |       |         | mmHg              | mmHg                |          |
|     |       |         | mmHg              | mmHg                |          |
|     |       |         | mmHg              | mmHg                |          |
|     |       |         | mmHg              | mmHg                |          |
|     |       |         | mmHg              | mmHg                |          |
|     |       |         | mmHg              | mmHg                |          |
|     |       |         | mmHg              | mmHg                |          |
|     |       |         | mmHg              | mmHg                |          |
|     |       |         | mmHg              | mmHg                |          |

## Notizen / Besonderheiten

_____

_____

_____

_____

_____

# Blutdruck-Pass

| Nr. | Datum | Uhrzeit | Oberwert/ Systole | Unterwert/ Diastole | Puls/min |
|-----|-------|---------|-------------------|---------------------|----------|
|     |       |         | mmHg              | mmHg                |          |
|     |       |         | mmHg              | mmHg                |          |
|     |       |         | mmHg              | mmHg                |          |
|     |       |         | mmHg              | mmHg                |          |
|     |       |         | mmHg              | mmHg                |          |
|     |       |         | mmHg              | mmHg                |          |
|     |       |         | mmHg              | mmHg                |          |
|     |       |         | mmHg              | mmHg                |          |
|     |       |         | mmHg              | mmHg                |          |
|     |       |         | mmHg              | mmHg                |          |

## Notizen / Besonderheiten

_____

_____

_____

_____

_____

# Blutdruck-Pass

| Nr. | Datum | Uhrzeit | Oberwert/ Systole | Unterwert/ Diastole | Puls/min |
|-----|-------|---------|-------------------|---------------------|----------|
|     |       |         | mmHg              | mmHg                |          |
|     |       |         | mmHg              | mmHg                |          |
|     |       |         | mmHg              | mmHg                |          |
|     |       |         | mmHg              | mmHg                |          |
|     |       |         | mmHg              | mmHg                |          |
|     |       |         | mmHg              | mmHg                |          |
|     |       |         | mmHg              | mmHg                |          |
|     |       |         | mmHg              | mmHg                |          |
|     |       |         | mmHg              | mmHg                |          |
|     |       |         | mmHg              | mmHg                |          |

## Notizen / Besonderheiten

_____

_____

_____

_____

_____

# Blutdruck-Pass

| Nr. | Datum | Uhrzeit | Oberwert/ Systole | Unterwert/ Diastole | Puls/min |
|-----|-------|---------|-------------------|---------------------|----------|
|     |       |         | mmHg              | mmHg                |          |
|     |       |         | mmHg              | mmHg                |          |
|     |       |         | mmHg              | mmHg                |          |
|     |       |         | mmHg              | mmHg                |          |
|     |       |         | mmHg              | mmHg                |          |
|     |       |         | mmHg              | mmHg                |          |
|     |       |         | mmHg              | mmHg                |          |
|     |       |         | mmHg              | mmHg                |          |
|     |       |         | mmHg              | mmHg                |          |
|     |       |         | mmHg              | mmHg                |          |

## Notizen / Besonderheiten

_____

_____

_____

_____

_____

# Blutdruck-Pass

| Nr. | Datum | Uhrzeit | Oberwert/ Systole | Unterwert/ Diastole | Puls/min |
|-----|-------|---------|-------------------|---------------------|----------|
| | | | mmHg | mmHg | |
| | | | mmHg | mmHg | |
| | | | mmHg | mmHg | |
| | | | mmHg | mmHg | |
| | | | mmHg | mmHg | |
| | | | mmHg | mmHg | |
| | | | mmHg | mmHg | |
| | | | mmHg | mmHg | |
| | | | mmHg | mmHg | |
| | | | mmHg | mmHg | |

## Notizen / Besonderheiten

_____

_____

_____

_____

_____

# Blutdruck-Pass

| Nr. | Datum | Uhrzeit | Oberwert/ Systole | Unterwert/ Diastole | Puls/min |
|-----|-------|---------|-------------------|---------------------|----------|
|     |       |         | mmHg              | mmHg                |          |
|     |       |         | mmHg              | mmHg                |          |
|     |       |         | mmHg              | mmHg                |          |
|     |       |         | mmHg              | mmHg                |          |
|     |       |         | mmHg              | mmHg                |          |
|     |       |         | mmHg              | mmHg                |          |
|     |       |         | mmHg              | mmHg                |          |
|     |       |         | mmHg              | mmHg                |          |
|     |       |         | mmHg              | mmHg                |          |
|     |       |         | mmHg              | mmHg                |          |

## Notizen / Besonderheiten

_____

_____

_____

_____

_____

# Blutdruck-Pass

| Nr. | Datum | Uhrzeit | Oberwert/ Systole | Unterwert/ Diastole | Puls/min |
|-----|-------|---------|-------------------|---------------------|----------|
|     |       |         | mmHg              | mmHg                |          |
|     |       |         | mmHg              | mmHg                |          |
|     |       |         | mmHg              | mmHg                |          |
|     |       |         | mmHg              | mmHg                |          |
|     |       |         | mmHg              | mmHg                |          |
|     |       |         | mmHg              | mmHg                |          |
|     |       |         | mmHg              | mmHg                |          |
|     |       |         | mmHg              | mmHg                |          |
|     |       |         | mmHg              | mmHg                |          |
|     |       |         | mmHg              | mmHg                |          |

## Notizen / Besonderheiten

_____

_____

_____

_____

_____

# Blutdruck-Pass

| Nr. | Datum | Uhrzeit | Oberwert/ Systole | Unterwert/ Diastole | Puls/min |
|-----|-------|---------|-------------------|---------------------|----------|
|     |       |         | mmHg              | mmHg                |          |
|     |       |         | mmHg              | mmHg                |          |
|     |       |         | mmHg              | mmHg                |          |
|     |       |         | mmHg              | mmHg                |          |
|     |       |         | mmHg              | mmHg                |          |
|     |       |         | mmHg              | mmHg                |          |
|     |       |         | mmHg              | mmHg                |          |
|     |       |         | mmHg              | mmHg                |          |
|     |       |         | mmHg              | mmHg                |          |
|     |       |         | mmHg              | mmHg                |          |

## Notizen / Besonderheiten

_____

_____

_____

_____

_____

# Blutdruck-Pass

| Nr. | Datum | Uhrzeit | Oberwert/ Systole | Unterwert/ Diastole | Puls/min |
|---|---|---|---|---|---|
|  |  |  | mmHg | mmHg |  |
|  |  |  | mmHg | mmHg |  |
|  |  |  | mmHg | mmHg |  |
|  |  |  | mmHg | mmHg |  |
|  |  |  | mmHg | mmHg |  |
|  |  |  | mmHg | mmHg |  |
|  |  |  | mmHg | mmHg |  |
|  |  |  | mmHg | mmHg |  |
|  |  |  | mmHg | mmHg |  |
|  |  |  | mmHg | mmHg |  |

## Notizen / Besonderheiten

_____

_____

_____

_____

_____

# Blutdruck-Pass

| Nr. | Datum | Uhrzeit | Oberwert/ Systole | Unterwert/ Diastole | Puls/min |
|-----|-------|---------|-------------------|---------------------|----------|
|     |       |         | mmHg              | mmHg                |          |
|     |       |         | mmHg              | mmHg                |          |
|     |       |         | mmHg              | mmHg                |          |
|     |       |         | mmHg              | mmHg                |          |
|     |       |         | mmHg              | mmHg                |          |
|     |       |         | mmHg              | mmHg                |          |
|     |       |         | mmHg              | mmHg                |          |
|     |       |         | mmHg              | mmHg                |          |
|     |       |         | mmHg              | mmHg                |          |
|     |       |         | mmHg              | mmHg                |          |

## Notizen / Besonderheiten

_____

_____

_____

_____

_____

# Blutdruck-Pass

| Nr. | Datum | Uhrzeit | Oberwert/ Systole | Unterwert/ Diastole | Puls/min |
|-----|-------|---------|-------------------|---------------------|----------|
|     |       |         | mmHg              | mmHg                |          |
|     |       |         | mmHg              | mmHg                |          |
|     |       |         | mmHg              | mmHg                |          |
|     |       |         | mmHg              | mmHg                |          |
|     |       |         | mmHg              | mmHg                |          |
|     |       |         | mmHg              | mmHg                |          |
|     |       |         | mmHg              | mmHg                |          |
|     |       |         | mmHg              | mmHg                |          |
|     |       |         | mmHg              | mmHg                |          |
|     |       |         | mmHg              | mmHg                |          |

## Notizen / Besonderheiten

_____

_____

_____

_____

_____

# Blutdruck-Pass

| Nr. | Datum | Uhrzeit | Oberwert/ Systole | Unterwert/ Diastole | Puls/min |
|-----|-------|---------|-------------------|---------------------|----------|
|     |       |         | mmHg              | mmHg                |          |
|     |       |         | mmHg              | mmHg                |          |
|     |       |         | mmHg              | mmHg                |          |
|     |       |         | mmHg              | mmHg                |          |
|     |       |         | mmHg              | mmHg                |          |
|     |       |         | mmHg              | mmHg                |          |
|     |       |         | mmHg              | mmHg                |          |
|     |       |         | mmHg              | mmHg                |          |
|     |       |         | mmHg              | mmHg                |          |
|     |       |         | mmHg              | mmHg                |          |

## Notizen / Besonderheiten

_____

_____

_____

_____

_____

# Blutdruck-Pass

| Nr. | Datum | Uhrzeit | Oberwert/ Systole | Unterwert/ Diastole | Puls/min |
|-----|-------|---------|-------------------|---------------------|----------|
|     |       |         | mmHg              | mmHg                |          |
|     |       |         | mmHg              | mmHg                |          |
|     |       |         | mmHg              | mmHg                |          |
|     |       |         | mmHg              | mmHg                |          |
|     |       |         | mmHg              | mmHg                |          |
|     |       |         | mmHg              | mmHg                |          |
|     |       |         | mmHg              | mmHg                |          |
|     |       |         | mmHg              | mmHg                |          |
|     |       |         | mmHg              | mmHg                |          |
|     |       |         | mmHg              | mmHg                |          |

## Notizen / Besonderheiten

_____

_____

_____

_____

_____

# Blutdruck-Pass

| Nr. | Datum | Uhrzeit | Oberwert/ Systole | Unterwert/ Diastole | Puls/min |
|-----|-------|---------|-------------------|---------------------|----------|
|     |       |         | mmHg              | mmHg                |          |
|     |       |         | mmHg              | mmHg                |          |
|     |       |         | mmHg              | mmHg                |          |
|     |       |         | mmHg              | mmHg                |          |
|     |       |         | mmHg              | mmHg                |          |
|     |       |         | mmHg              | mmHg                |          |
|     |       |         | mmHg              | mmHg                |          |
|     |       |         | mmHg              | mmHg                |          |
|     |       |         | mmHg              | mmHg                |          |
|     |       |         | mmHg              | mmHg                |          |

## Notizen / Besonderheiten

# Blutdruck-Pass

| Nr. | Datum | Uhrzeit | Oberwert/ Systole | Unterwert/ Diastole | Puls/min |
|-----|-------|---------|-------------------|---------------------|----------|
|     |       |         | mmHg              | mmHg                |          |
|     |       |         | mmHg              | mmHg                |          |
|     |       |         | mmHg              | mmHg                |          |
|     |       |         | mmHg              | mmHg                |          |
|     |       |         | mmHg              | mmHg                |          |
|     |       |         | mmHg              | mmHg                |          |
|     |       |         | mmHg              | mmHg                |          |
|     |       |         | mmHg              | mmHg                |          |
|     |       |         | mmHg              | mmHg                |          |
|     |       |         | mmHg              | mmHg                |          |

## Notizen / Besonderheiten

_____

_____

_____

_____

_____

# Blutdruck-Pass

| Nr. | Datum | Uhrzeit | Oberwert/ Systole | Unterwert/ Diastole | Puls/min |
|-----|-------|---------|-------------------|---------------------|----------|
|     |       |         | mmHg              | mmHg                |          |
|     |       |         | mmHg              | mmHg                |          |
|     |       |         | mmHg              | mmHg                |          |
|     |       |         | mmHg              | mmHg                |          |
|     |       |         | mmHg              | mmHg                |          |
|     |       |         | mmHg              | mmHg                |          |
|     |       |         | mmHg              | mmHg                |          |
|     |       |         | mmHg              | mmHg                |          |
|     |       |         | mmHg              | mmHg                |          |
|     |       |         | mmHg              | mmHg                |          |

## Notizen / Besonderheiten

_____

_____

_____

_____

_____

# Blutdruck-Pass

| Nr. | Datum | Uhrzeit | Oberwert/ Systole | Unterwert/ Diastole | Puls/min |
|-----|-------|---------|-------------------|---------------------|----------|
|     |       |         | mmHg              | mmHg                |          |
|     |       |         | mmHg              | mmHg                |          |
|     |       |         | mmHg              | mmHg                |          |
|     |       |         | mmHg              | mmHg                |          |
|     |       |         | mmHg              | mmHg                |          |
|     |       |         | mmHg              | mmHg                |          |
|     |       |         | mmHg              | mmHg                |          |
|     |       |         | mmHg              | mmHg                |          |
|     |       |         | mmHg              | mmHg                |          |
|     |       |         | mmHg              | mmHg                |          |

## Notizen / Besonderheiten

_____

_____

_____

_____

_____

# Blutdruck-Pass

| Nr. | Datum | Uhrzeit | Oberwert/ Systole | Unterwert/ Diastole | Puls/min |
|-----|-------|---------|-------------------|---------------------|----------|
|     |       |         | mmHg              | mmHg                |          |
|     |       |         | mmHg              | mmHg                |          |
|     |       |         | mmHg              | mmHg                |          |
|     |       |         | mmHg              | mmHg                |          |
|     |       |         | mmHg              | mmHg                |          |
|     |       |         | mmHg              | mmHg                |          |
|     |       |         | mmHg              | mmHg                |          |
|     |       |         | mmHg              | mmHg                |          |
|     |       |         | mmHg              | mmHg                |          |
|     |       |         | mmHg              | mmHg                |          |

## Notizen / Besonderheiten

_____

_____

_____

_____

_____

# Blutdruck-Pass

| Nr. | Datum | Uhrzeit | Oberwert/ Systole | Unterwert/ Diastole | Puls/min |
|---|---|---|---|---|---|
|  |  |  | mmHg | mmHg |  |
|  |  |  | mmHg | mmHg |  |
|  |  |  | mmHg | mmHg |  |
|  |  |  | mmHg | mmHg |  |
|  |  |  | mmHg | mmHg |  |
|  |  |  | mmHg | mmHg |  |
|  |  |  | mmHg | mmHg |  |
|  |  |  | mmHg | mmHg |  |
|  |  |  | mmHg | mmHg |  |
|  |  |  | mmHg | mmHg |  |

## Notizen / Besonderheiten

_____

_____

_____

_____

_____

# Blutdruck-Pass

| Nr. | Datum | Uhrzeit | Oberwert/ Systole | Unterwert/ Diastole | Puls/min |
|-----|-------|---------|-------------------|---------------------|----------|
| | | | mmHg | mmHg | |
| | | | mmHg | mmHg | |
| | | | mmHg | mmHg | |
| | | | mmHg | mmHg | |
| | | | mmHg | mmHg | |
| | | | mmHg | mmHg | |
| | | | mmHg | mmHg | |
| | | | mmHg | mmHg | |
| | | | mmHg | mmHg | |
| | | | mmHg | mmHg | |

## Notizen / Besonderheiten

_____

_____

_____

_____

_____

# Blutdruck-Pass

| Nr. | Datum | Uhrzeit | Oberwert/ Systole | Unterwert/ Diastole | Puls/min |
|-----|-------|---------|-------------------|---------------------|----------|
|     |       |         | mmHg | mmHg |  |
|     |       |         | mmHg | mmHg |  |
|     |       |         | mmHg | mmHg |  |
|     |       |         | mmHg | mmHg |  |
|     |       |         | mmHg | mmHg |  |
|     |       |         | mmHg | mmHg |  |
|     |       |         | mmHg | mmHg |  |
|     |       |         | mmHg | mmHg |  |
|     |       |         | mmHg | mmHg |  |
|     |       |         | mmHg | mmHg |  |

## Notizen / Besonderheiten

_____

_____

_____

_____

_____

# Blutdruck-Pass

| Nr. | Datum | Uhrzeit | Oberwert/ Systole | Unterwert/ Diastole | Puls/min |
|-----|-------|---------|-------------------|---------------------|----------|
|     |       |         | mmHg              | mmHg                |          |
|     |       |         | mmHg              | mmHg                |          |
|     |       |         | mmHg              | mmHg                |          |
|     |       |         | mmHg              | mmHg                |          |
|     |       |         | mmHg              | mmHg                |          |
|     |       |         | mmHg              | mmHg                |          |
|     |       |         | mmHg              | mmHg                |          |
|     |       |         | mmHg              | mmHg                |          |
|     |       |         | mmHg              | mmHg                |          |
|     |       |         | mmHg              | mmHg                |          |

## Notizen / Besonderheiten

_____

_____

_____

_____

_____

# Blutdruck-Pass

| Nr. | Datum | Uhrzeit | Oberwert/ Systole | Unterwert/ Diastole | Puls/min |
|-----|-------|---------|-------------------|---------------------|----------|
|  |  |  | mmHg | mmHg |  |
|  |  |  | mmHg | mmHg |  |
|  |  |  | mmHg | mmHg |  |
|  |  |  | mmHg | mmHg |  |
|  |  |  | mmHg | mmHg |  |
|  |  |  | mmHg | mmHg |  |
|  |  |  | mmHg | mmHg |  |
|  |  |  | mmHg | mmHg |  |
|  |  |  | mmHg | mmHg |  |
|  |  |  | mmHg | mmHg |  |

## Notizen / Besonderheiten

_____

_____

_____

_____

_____

# Blutdruck-Pass

| Nr. | Datum | Uhrzeit | Oberwert/ Systole | Unterwert/ Diastole | Puls/min |
|-----|-------|---------|-------------------|---------------------|----------|
|     |       |         | mmHg              | mmHg                |          |
|     |       |         | mmHg              | mmHg                |          |
|     |       |         | mmHg              | mmHg                |          |
|     |       |         | mmHg              | mmHg                |          |
|     |       |         | mmHg              | mmHg                |          |
|     |       |         | mmHg              | mmHg                |          |
|     |       |         | mmHg              | mmHg                |          |
|     |       |         | mmHg              | mmHg                |          |
|     |       |         | mmHg              | mmHg                |          |
|     |       |         | mmHg              | mmHg                |          |

## Notizen / Besonderheiten

_____

_____

_____

_____

_____

# Blutdruck-Pass

| Nr. | Datum | Uhrzeit | Oberwert/ Systole | Unterwert/ Diastole | Puls/min |
|-----|-------|---------|-------------------|---------------------|----------|
|     |       |         | mmHg | mmHg |  |
|     |       |         | mmHg | mmHg |  |
|     |       |         | mmHg | mmHg |  |
|     |       |         | mmHg | mmHg |  |
|     |       |         | mmHg | mmHg |  |
|     |       |         | mmHg | mmHg |  |
|     |       |         | mmHg | mmHg |  |
|     |       |         | mmHg | mmHg |  |
|     |       |         | mmHg | mmHg |  |
|     |       |         | mmHg | mmHg |  |

## Notizen / Besonderheiten

_____

_____

_____

_____

_____

# Blutdruck-Pass

| Nr. | Datum | Uhrzeit | Oberwert/ Systole | Unterwert/ Diastole | Puls/min |
|-----|-------|---------|-------------------|---------------------|----------|
|     |       |         | mmHg | mmHg |      |
|     |       |         | mmHg | mmHg |      |
|     |       |         | mmHg | mmHg |      |
|     |       |         | mmHg | mmHg |      |
|     |       |         | mmHg | mmHg |      |
|     |       |         | mmHg | mmHg |      |
|     |       |         | mmHg | mmHg |      |
|     |       |         | mmHg | mmHg |      |
|     |       |         | mmHg | mmHg |      |
|     |       |         | mmHg | mmHg |      |

## Notizen / Besonderheiten

_____

_____

_____

_____

_____

# Blutdruck-Pass

| Nr. | Datum | Uhrzeit | Oberwert/ Systole | Unterwert/ Diastole | Puls/min |
|---|---|---|---|---|---|
| | | | mmHg | mmHg | |
| | | | mmHg | mmHg | |
| | | | mmHg | mmHg | |
| | | | mmHg | mmHg | |
| | | | mmHg | mmHg | |
| | | | mmHg | mmHg | |
| | | | mmHg | mmHg | |
| | | | mmHg | mmHg | |
| | | | mmHg | mmHg | |
| | | | mmHg | mmHg | |

## Notizen / Besonderheiten

_____

_____

_____

_____

_____

# Blutdruck-Pass

| Nr. | Datum | Uhrzeit | Oberwert/ Systole | Unterwert/ Diastole | Puls/min |
|-----|-------|---------|-------------------|---------------------|----------|
|     |       |         | mmHg              | mmHg                |          |
|     |       |         | mmHg              | mmHg                |          |
|     |       |         | mmHg              | mmHg                |          |
|     |       |         | mmHg              | mmHg                |          |
|     |       |         | mmHg              | mmHg                |          |
|     |       |         | mmHg              | mmHg                |          |
|     |       |         | mmHg              | mmHg                |          |
|     |       |         | mmHg              | mmHg                |          |
|     |       |         | mmHg              | mmHg                |          |
|     |       |         | mmHg              | mmHg                |          |

## Notizen / Besonderheiten

_____

_____

_____

_____

_____

# Blutdruck-Pass

| Nr. | Datum | Uhrzeit | Oberwert/ Systole | Unterwert/ Diastole | Puls/min |
|---|---|---|---|---|---|
| | | | mmHg | mmHg | |
| | | | mmHg | mmHg | |
| | | | mmHg | mmHg | |
| | | | mmHg | mmHg | |
| | | | mmHg | mmHg | |
| | | | mmHg | mmHg | |
| | | | mmHg | mmHg | |
| | | | mmHg | mmHg | |
| | | | mmHg | mmHg | |
| | | | mmHg | mmHg | |

## Notizen / Besonderheiten

_____

_____

_____

_____

_____